RICHARD F. TURNER • DIE TURBO FETTKILLER DIÄT

fettkiller@aol.com

Richard F. Turner

DIE
TURBO FETTKILLER DIÄT

Extrem schnell und gesund abnehmen - *OHNE* Hungern und *OHNE* Sport...

The Healthcare Publishing Group

Herausgeber: Richard F. Turner
Herstellung: Books on Demand GmbH, Norderstedt
Gesamtbearbeitung Deutschland: Claudia Schmidt, Berlin
Umschlaggestaltung: The Healthcare Publishing Group

WICHTIGER HINWEIS:

Dieses Werk dient nur zu Informationszwecken und will keine Empfehlungen geben.
Die Autoren und Herausgeber übernehmen keinerlei Verantwortung oder Haftung für eventuelle schädliche Folgen, die sich aus den im folgenden beschriebenen Therapien ergeben könnten. Behandlungsfähigen Lesern wird dringend geraten, einen Arzt aufzusuchen.

ISBN 3 - 8330 - 0454 - 1

Printed in Germany

Inhaltsverzeichnis

Vorwort

Gerade für Übergewichtige wird es immer unangenehmer, in unserer heutigen Zeit zu leben. Die Gesellschaft und nicht zuletzt die Medien suggerieren uns den Idealtyp der schlanken Frau und des schlanken Mannes. Jeder weiß: »Dicke« haben oft weniger Lebensqualität, haben es schwerer attraktive Partner zu finden und werden in zahlreichen Situationen aufgrund ihrer Körpermaße deutlich benachteiligt.
Sein Gewicht zu reduzieren, war für die Betroffenen in der Vergangenheit oft die reinste Qual und nur selten von Erfolg gekrönt. Diese Zeiten sind jetzt vorbei.
Mit der Turbo Fettkiller Diät werden Sie lernen, Ihr Gewicht angenehm und nachhaltig zu reduzieren. Natürlich funktioniert das ganze nicht von heute auf morgen, doch es wird einfacher und unkomplizierter als alles sein, was Sie bisher zum Thema Gewichtsreduktion gehört haben.

Gegenwärtig gibt es mehr als 600 Diäten, die Ihnen zu teilweise abenteuerlichen Maßnahmen raten. Die Turbo Fettkiller Diät ist ein neue und revolutionäre Methode, die auf wissenschaftlichen Erkenntnissen beruht. Im Grunde beinhaltet die Turbo Fettkiller Diät alle positiven Aspekte der 600 anderen Diäten in komprimierter Form. Auf diese Weise profitieren Sie von der gebündelten Kraft aller bisher bekannten Diäten. Die Kombination der unterschiedlichen Vorteile dieser Diäten führt zu einem fantastischen Ergebnis: Die Turbo Fettkiller Diät ist einfach, effektiv und nachhaltig.

Wenn man sich entscheidet eine Diät zu beginnen, um einige Pfund an Gewicht zu verlieren, dann befindet man sich vom ersten Moment an unter einem großen Erfolgsdruck. Zahlreiche Fragen stellen sich: Werde ich mein Zielgewicht erreichen? Werde ich die Diät durchhalten? Wird der gefürchtete Jojo-Effekt ausbleiben?

Es ist völlig selbstverständlich, dass Sie sich zu Beginn einer Diät mit solchen Fragen beschäftigen. Gerade bei einer revolutionären Methode wie der Turbo Fettkiller Diät kommen zahlreiche weitere Zweifel hinzu: Kann das wirklich funktionieren? Wie viel werde ich abnehmen?

Schon jetzt kann ich Sie beruhigen und Ihnen ein paar dieser Fragen beantworten. Ja, Sie werden Ihr Zielgewicht erreichen. Sie werden diese Diät durchhalten und Sie brauchen sich nicht mehr vor dem Jojo-Effekt zu fürchten. Die Turbo Fettkiller Diät funktioniert tatsächlich und Sie werden so viel abnehmen, wie Sie letztendlich effektiv abnehmen wollen.

Es klingt für Sie jetzt vielleicht noch etwas unglaubwürdig, aber auf den nächsten Seiten werde ich Ihnen zeigen, dass die Turbo Fettkiller Diät eine revolutionäre Methode darstellt, um Ihre Ernährung sprichwörtlich »in den Griff« zu bekommen.

Auf Sie wartet die Chance, Ihre Pfunde so schnell zu verlieren, dass Sie es kaum für möglich halten werden. Mit der Turbo Fettkiller Diät wird auch Ihr Traum von einem neuen, schlanken und gesunden Leben Wirklichkeit. Fangen Sie noch heute an, es lohnt sich!

Oceanside / Long Island, im April 2003

Richard F. Turner

Ich widme dieses Buch den kalorienfreien Hochgenüssen des Lebens.
Es gibt eine Menge davon, wir müssen sie nur entdecken!

TEIL1

Grundlagen der Gewichtsreduktion

*»Der eine wartet, dass die Zeit sich wandelt,
der andere packt sie an und handelt.«*

Dante

Einleitung

Bevor Sie erfahren, wie Sie mit der Turbo Fettkiller Diät Ihr Gewicht nachhaltig reduzieren können, müssen Sie sich im Rahmen der folgenden Kapitel mit den Grundlagen der Gewichtsreduktion vertraut machen.

Ein wichtiges Prinzip der Turbo Fettkiller Diät ist es, dass Sie sich zu jedem Zeitpunkt über die nötigen Schritte und ihre gesundheitlichen Auswirkungen bewusst sind. Um Ihren Körper nachhaltig vom Fett zu befreien, müssen Sie wissen, in welchem Zusammenhang die von Ihnen durchzuführenden Maßnahmen mit den zu erwartenden Resultaten stehen. Der Grund für ein solch sorgfältiges und bedachtes Vorgehen liegt darin, dass genauso wie Ihre bisherige Ernährung offensichtlich nicht optimal für Ihren Körper war, eine radikale Ernährungsumstellung Ihrem Körper möglicherweise neuen Schaden zufügen kann. Es wäre daher mehr als kontraproduktiv, wenn Sie nach jahrelanger falscher Ernährung Ihre Ernährung unter anderem Vorzeichen ähnlich negativ weiterführen würden.

Auf den folgenden Seiten erfahren Sie die »Basics«, die Sie fit für eine erfolgreiche Turbo Fettkiller Diät machen. Leicht können Sie den Eindruck gewinnen, dass es eigentlich doch nicht so schwer sein kann, einige Pfund abzunehmen. Doch machen Sie sich bitte nichts vor: Der eigentliche Vorgang der Gewichtsreduktion mag sich leicht anhören, letztendlich wird allerdings jede Undiszipliniertheit bestraft. Freuen Sie sich also lieber erst etwas später, wenn Sie die Turbo Fettkiller Diät als besonders leicht empfunden haben. Sie ist in der Tat leicht, doch hinter dieser Eigenschaft verbirgt sich auch die Gefahr, dass die Turbo Fettkiller Diät unterschätzt wird. Und dieses Unterschätzen kann sehr fahrlässig sein, denn eine Diät kann nur dann erfolgreich wirken, wenn Sie auch diszipliniert umgesetzt wird. Mit dem nötigen Hintergrundwissen werden Sie schnell verstehen, wie die Turbo Fettkiller Diät funktioniert und auf was Sie achten müssen.

Wenn Sie erfolgreich Ihr Gewicht reduzieren wollen, bleibt es nicht aus, dass Sie sich zu einer Spezialistin oder einem Spezialisten auf diesem Gebiet entwickeln müssen. Auf den folgenden Seiten erfahren Sie, was Sie wissen müssen und was Sie zu beachten haben.

Warum überhaupt eine Diät?

Jeder der ein paar Pfunde zuviel auf die Waage bringt, weiß es: Dick zu sein ist nicht schön und bildet die Grundlage zahlreicher Zivilisationskrankheiten.

Es ist wissenschaftlich belegt, dass bereits ein Übergewicht von mehr als zwanzig Prozent zu einem erhöhten Risiko für Arteriosklerose und ihren Folgekrankheiten wie Herz-Kreislauferkrankungen führt. Auch Krebs und Stoffwechsel-Krankheiten wie Diabetes werden heute teilweise auf Übergewicht zurückgeführt.

Die Fettpolster im Körper sind darüber hinaus einem Angriff der so genannten »freien Radikale« besonders ausgesetzt. Dies führt langfristig zu einer Schädigung des Gewebes und einer Schwächung des Immunsystems. Da das Immunsystem den Organismus vor bakteriellen und viralen Infektionen schützt, ist es kein Wunder, dass mit einer zunehmenden Körperfülle auch die Anfälligkeit für Krankheiten steigt.

Sobald der Teufelskreis durchbrochen wird und der Körper Fettpolster abbaut, kann das Immunsystem auch Krankheitserreger wieder erfolgreich abwehren.

Doch warum hat unser Körper eigentlich das Verlangen, Fettpolster anzusetzen? Der Ursprung dieses Vorgangs geht zurück in die Zeit, in der es für Menschen überlebensnotwendig war, über ausreichend Energiereserven und die Wärmeisolation von Fettpolstern zu verfügen. Der menschliche Körper ist aufgrund seiner Geschichte darauf ausgerichtet, möglichst viel Fett anzuhäufen. Deshalb fällt es dem Körper auch besonders schwer, Fettzellen wieder abzubauen und schlank zu bleiben.

Es gibt allerdings einige Faktoren, aufgrund derer wir in der heutigen Zeit noch Fett benötigen. Als Hauptfaktor ist Fett Energieträger; es ist mit gut neun Kilokalorien (kcal) der energiereichste Nährstoff. Die in Nahrungsfetten enthaltenen essentiellen Fettsäuren (Omega-Fettsäuren, beispielsweise Linolsäure) und die das Fett als Trägersubstanz nutzenden fettlöslichen Vitamine, sind unverzichtbare Bausteine des menschlichen Stoffwechsels.

Der größte Nachteil des Nahrungsfetts ist allerdings, dass er unseren Speisen Geschmack gibt. Diese Funktion als Geschmacksträger führt dazu, dass Fett ein wesentlicher Bestandteil heutiger Nahrungsmittel ist. Da unser Körper das Bedürfnis hat Fett zu horten, beginnt der Teufelskreis, der viele Zeitgenossen letztendlich zum Übergewicht und zur Entscheidung für eine Diät bringt.

Besonders schnell Gewicht zu verlieren, durch Fasten oder eine extrem kalorienreduzierte Kost, ist in der Regel langfristig aussichtslos. Internationale Studien haben belegt, dass 95 Prozent aller Personen, die sich einer radikalen Schlankheitskur unterzogen haben, ihr Gewicht nach Ablauf eines Jahres wieder erlangten oder sogar noch erhöhten. Dieses Phänomen wird als so genannter »Jojo-Effekt« bezeichnet. Neben der Erfolglosigkeit kommt hinzu, dass man während des Fastens geradezu »leidet«. Der Kreislauf kommt nicht in Schwung, man fühlt sich schlecht, ist unkonzentriert und gereizt.

Kontraproduktiv ist auch, dass bei einer kalorienreduzierten Kost der Körper automatisch auf »Sparflamme« schaltet und weniger Kalorien verbrennt. Der Grund ist ganz einfach: Sobald der Körper bemerkt, dass er weniger Kalorien erhält, reagiert er mit der Ausschüttung von Hormonen, die den Organismus veranlassen, weniger Kalorien zu verbrauchen.

Gerade bei der kalorienreduzierten Kost kommt hinzu, dass man sie eigentlich ein Leben lang anwenden muss, wenn man sein Gewicht halten will. Es ist also eine eher trostlose Perspektive und völlig ungeeignet.

Wer unter Übergewicht leidet, sucht daher in der Regel schon seit längerem nach einer fundierten und erfolgsversprechenden Methode, um nachhaltig die Fettpolster seines Körpers verschwinden zu lassen. All diesen Menschen bietet sich nun Dank der Turbo Fettkiller Diät die Chance, einfach und nachhaltig Gewicht zu reduzieren, ohne dabei zu hungern oder Sport treiben zu müssen.

Für wen eignet sich diese Diät?

Nicht jedem der sich dick fühlt, ist eine Diät zu empfehlen. Ob man Übergewicht oder doch noch ein Normalgewicht hat, wird heutzutage mit dem so genannten Body Mass Index, kurz »BMI« ermittelt. Der früher gebräuchliche Broca-Index, bei dem zur Bestimmung des Normalgewichts von der Körpergröße in Zentimetern die Zahl Hundert subtrahiert wurde, ist heute nicht mehr im Gebrauch, da dieser veraltete Index alle Menschen mit geringer Körpergröße benachteiligt.

Der heute gebräuchliche BMI lässt sich durch eine sehr einfache Formel berechnen:

BMI: Gewicht in Kilogramm / [(Körpergröße in m) x (Körpergröße in m)]

Zur Bestimmung des Index muss man also lediglich die eigene Körpergröße in Metern mit sich selbst multiplizieren und sein Körpergewicht in Kilogramm durch diese Zahl teilen.
Um diese Rechnung zu verdeutlichen, hier ein Beispiel:

Beispieldaten
Körpergröße: 1, 76 m
Gewicht: 89 kg

Berechnung
BMI: 89 / 1,76 x 1,76

Ergebnis
BMI: 28,73

Der ermittelte Index (in unserem Beispiel 28,73) gibt nun darüber Auskunft, ob man sich der Turbo Fettkiller Diät unterziehen sollte oder nicht.

Bei einem Index von mehr als 30 sollte aus medizinischer Sicht auf jeden Fall eine Gewichtsreduktion erfolgen. Ein Index von über 30 bedeutet ein deutliches Übergewicht. Vor der Diät sollte ein Arzt konsultiert und zumindest eine Routineuntersuchung gemacht werden.

Bei einem Index von 25 bis 30 handelt es sich um mäßiges Übergewicht. Hier ist die Frage nach einer Diät nicht so eindeutig zu beantworten. Nur unter bestimmten Voraussetzungen ist auch hier zu einer Gewichtsreduktion zu raten. Einer dieser Gründe kann vorliegen, wenn mäßiges Übergewicht in Verbindung mit bestimmten Krankheiten besteht.
Bei diesen Krankheiten kann es sich beispielsweise um Diabetes mellitus, Bluthochdruck, Fettstoffwechselstörungen sowie Gelenk- oder Rückenbeschwerden handeln. Ein weiterer Grund für eine Gewichtsreduktion bei einem mäßigen Übergewicht kann vorliegen, wenn eine erbliche Vorbelastung besteht, also beispielsweise Eltern oder Großeltern an Diabetes mellitus erkrankt sind.

Ein weiterer, in der Praxis nicht zu verachtender Grund für eine Gewichtsreduktion bei mäßigem Übergewicht kann vorliegen, wenn die Fettpölsterchen zwar keinerlei körperliche, sondern vielmehr psychische Probleme wie Minderwertigkeits-komplexe oder Depressionen hervorrufen. In solchen Fällen ist dringend zu raten, das Gespräch mit einem Arzt oder Psychotherapeuten zu suchen. Geklärt werden sollte in einem solchen Gespräch, inwieweit der Leidensdruck tatsächlich mit dem mäßigen Übergewicht zusammenhängt, denn oftmals ist

Übergewicht nur ein Symptom, welches auf einem tiefer liegenden Problem beruht.

Wer über ein BMI von unter 25 verfügt, sollte keine Diät machen. Bei einem solchen BMI gibt es keinen Grund zum Abnehmen, auch wenn manche Zeitgenossen sich schon bei einem BMI von 25 nicht mehr wohl fühlen. Bei einem BMI von unter 25 kann man grundsätzlich nur zu einer gesünderen Ernährung und mehr Bewegung raten. Eine Diät könnte schnell die Gefahr der Entwicklung einer Essstörung verursachen.

Für wen ist diese Diät ungeeignet?

Neben einem BMI von unter 25 gibt es natürlich auch andere Personengruppen, denen von einer Diät abzuraten ist. Dies kann unter Umständen auch für übergewichtige Personen gelten. Wer beabsichtigt eine Diät durchzuführen, sollte sich zunächst informieren, ob eine Diät überhaupt langfristig Aussicht auf Erfolg hat. Das klingt jetzt vielleicht etwas unverständlich, aber für die Entstehung von Übergewicht können viele Ursachen verantwortlich sein.

Wenn die Ursache für das Übergewicht nicht ausschließlich auf Überernährung zurückzuführen ist, kann langfristig selbst die Turbo Fettkiller Diät wenig ausrichten. Ein Beispiel hierfür wäre, wenn das Übergewicht nur Symptom eines anderen, tiefgründigeren Problems ist. Wird ein beispielsweise psychologisch bedingtes Problem nicht behoben, dass ein Grund für das Übergewicht ist, so kann in der Regel selbst die beste Diät keine längerfristige Wirkung erzielen.

Völlig ungeeignet und nicht anwendbar ist die Turbo Fettkiller Diät bei Schwangeren sowie stillenden Müttern. Eine Gewichtsreduktion in dieser hochsensiblen Phase kann dazu führen, dass sowohl Mutter als auch Kind nur unzureichend mit Nährstoffen versorgt werden.

Ebenfalls ungeeignet ist die Turbo Fettkiller Diät bei chronisch Kranken und Personen mit akuten Gesundheitsproblemen. Gerade bei Erkrankungen der Nieren, der Leber und der Lungen, sowie bei Herz- und

Kreislauferkrankungen und Stoffwechselstörungen sollte die Turbo Fettkiller Diät nur unter Aufsicht eines Arztes vollzogen werden.

Besondere Vorsicht gilt auch bei Kindern. Bei ihnen ist die Turbo Fettkiller Diät grundsätzlich nicht anzuwenden, da in der Regel eine Ernährungsumstellung verbunden mit ausreichend Bewegung aufgrund der Wachstumsphase völlig ausreicht, um das Gewicht auf ein normales Maß zu bringen. Bei extrem übergewichtigen Kindern ist die Turbo Fettkiller Diät in jedem Fall nur unter ärztlicher Aufsicht durchzuführen.

Jeder der anstrebt sein Gewicht deutlich zu reduzieren, sollte vorher zur Abstimmung einen Arzt konsultieren. Gerade die Turbo Fettkiller Diät stellt einen sehr intensiven Angriff auf die körpereigenen Fettpolster dar. Um völlig sicherzugehen, dass man bei einer solchen Diät kein gesundheitliches Risiko eingeht, ist ein Arzt nach dem konkreten persönlichen Gesundheitszustand zu befragen. Nur so wird man sicherstellen, eine erfolgreiche Diät im Einklang mit der persönlichen Gesundheit meistern zu können.

Vor der Diät: Verstehen und durchschauen

Um sich auf die Turbo Fettkiller Diät vorzubereiten, muss man zunächst mit einem der ältesten Vorurteile bezüglich Diäten brechen: Der Verlust von Gewicht bedeutet nämlich nicht automatisch auch den Abbau von Fettpolstern in Ihrem Körper!

Die meisten Diäten führen dramatischerweise kaum zu einem Abbau von Fett, sondern bringen eine Gewichtsreduktion in der Regel durch den Verlust von Wasser und Eiweiß.
Eine Gewichtsabnahme kann daher nicht immer auf den Verlust von Fett zurückgeführt werden. Wenn Sie sich beispielsweise langfristig kalorienarm ernähren, ohne gleichzeitig ausreichend Sport zu treiben, wird etwa ein Viertel des Gewichtsverlustes auf den Abbau von schlanker Körpermasse und nicht Ihrer Fettpolster zurückzuführen sein. Das bedeutet, dass Sie Ihrem Körper mit einer solchen kalorienreduzierten Diät keinen Gefallen tun. Sie verlieren zwar Gewicht, es würde sich dabei aber leider nicht ausschließlich um Fett handeln.

Neuste wissenschaftliche Erkenntnisse bieten einen Ausweg aus diesem Dilemma: Ihr Körper verfügt über bestimmte natürliche Mechanismen zum Abbau von Fett, die Ihrem Körper erlauben, gesund und nachhaltig abzunehmen. Diese natürlichen Mechanismen spielen bei der Turbo Fettkiller Diät eine zentrale Rolle. Sie werden lernen »mit« und nicht »gegen« Ihren Körper abzunehmen.

Die Turbo Fettkiller Diät macht abnehmen einfacher:

- Sie werden nicht Hungern müssen – allerdings sind ein paar Kalorien weniger sicher hilfreich.

- Sie werden nicht exzessiv Sport treiben müssen, um Gewicht zu verlieren – allerdings schadet Ihnen ein wenig mehr Bewegung sicher nicht.

Die Turbo Fettkiller Diät nutzt natürliche Fettkiller-Mechanismen und regt so Ihren Körper zur Fettverbrennung an.

Bevor wir in die Details dieser Diät einsteigen, müssen Sie sich persönlich ein Ziel setzen. Überlegen Sie sich in Ruhe, wie viel Kilogramm Sie abnehmen möchten und wie Ihre Figur aussehen soll. Einige werden sich an dieser Stelle fragen, ob so etwas überhaupt nötig ist. Viele werden dazu neigen, auf ein solches Ziel zu verzichten. Dies ist dann allerdings der erste und einer der folgenschwersten Fehler, die Sie im Rahmen der Turbo Fettkiller Diät machen können. Glauben Sie mir: Sie brauchen ein Ziel!

Hätten Sie kein Ziel, würde Ihre Turbo Fettkiller Diät sozusagen keinen »roten Faden« haben. Ein Ziel ist dringend nötig, um überhaupt erst mit der Turbo Fettkiller Diät zu beginnen. Würden Sie ohne Ziel anfangen, wäre ein Scheitern bereits vorprogrammiert. Stellen Sie sich vor, Sie wären Hochleistungssportler und würden ohne konkretes Ziel trainieren. Wofür sollten Sie dann überhaupt trainieren? Genau wie ein Läufer daraufhin trainiert, beispielsweise eine Distanz in einer vorher bestimmten Zeit zu laufen, so brauchen Sie ein Zielgewicht, auf das Sie zusteuern werden.

Sie sollten sich zunächst relativ kurzfristige Ziele setzen, welche Sie schnell und verhältnismäßig problemlos erreichen können. Würden Sie sich am Anfang bereits sehr anspruchsvolle Ziele setzen, könnten Sie schnell Gefahr laufen Ihre Motivation zu verlieren.

Am Einfachsten ist folgende Vorgehensweise: Nehmen Sie sich zunächst vor, mit der Turbo Fettkiller Diät beispielsweise fünf Kilogramm nachhaltig abzunehmen. Das ist ein einfaches Ziel und kann von Ihnen relativ schnell erreicht werden. Das Erreichen des Ziels ist für Sie aber auch ein erstes Erfolgserlebnis und eine Bestätigung für den gelungenen Verlauf der Diät. So werden Sie motiviert, weiter durchzuhalten und können bereits erste Erfolge vorweisen. Diese in kurzer Zeit eintretende Gewichtsabnahme wird sich bei Ihnen auch durch ein positives Wohlbefinden bemerkbar machen. Sie werden sich viel besser fühlen und so für eine weitere Anwendung der Turbo Fettkiller Diät motiviert.

Das gute Wohlbefinden ist bei der Turbo Fettkiller Diät ein elementarer Bestandteil. Alles was Sie im Rahmen dieser Diät machen, sollte Ihr Wohlbefinden direkt steigern. Mit der Turbo Fettkiller Diät sind die Zeiten der unangenehmen Diäten endgültig vorbei. Denken Sie bitte stets daran: Alles was Sie im Rahmen der Turbo Fettkiller Diät tun, sollte Ihnen Spaß machen! Das Leben ist wirklich zu kurz, um es sich durch unangenehme Diäten noch schwerer zu machen.

TEIL 2

Die Turbo Fettkiller Diät

»Alles Gelingen hat sein Geheimnis,
alles Misslingen seine Gründe.«

Joachim Kaiser

Einleitung

Die Turbo Fettkiller Diät ist die Summe aller positiven Faktoren der bisher etwa 600 existierenden unterschiedlichen Diäten. Während sich Diäten bisher immer auf einen einzelnen Bereich konzentrierten und diesen ausführlich propagierten, verfügt die Turbo Fettkiller Diät über eine Kombination verschiedener leistungsfähiger Faktoren. Dieser grundlegende Vorteil gegenüber allen bisherigen Diäten lässt die Turbo Fettkiller Diät zu einer einzigartigen Methode der Gewichtsreduktion werden. Mit der Turbo Fettkiller Diät erhalten Sie die geballte Kraft, um Ihre Fettpolster nachhaltig zu reduzieren. Die einzelnen Faktoren der Turbo Fettkiller Diät werden auf den folgenden Seiten ausführlich beschrieben. Es sind unter anderem:

- die Thermogenese
- der Grundsatz: »Essen was schmeckt«
- Verabschiedung von Gewohnheiten
- die Einhaltung von so genannten »Schlusspunkten«
- Nutzung von »Reiz-Mahlzeiten«
- die so genannte »Calm-Strategie« bei Mahlzeiten
- Wasser als »Gesundheitsfaktor«
- ein »Night-Time-Out« für Mahlzeiten
- eine ausgewogene Ernährung

Diese Faktoren sind die wesentlichen Elemente der Turbo Fettkiller Diät. Sie werden sich mit Ihnen grundlegend auseinandersetzen müssen, um Ihre Turbo Fettkiller Diät einfach und leicht zu einem Erfolg zu führen. Im jetzigen

Stadium mag es für Sie noch etwas unübersichtlich und verwirrend klingen, aber die genannten Faktoren lassen sich alle durchweg problemlos in Ihr Leben integrieren. Sollten Sie wider erwarten mit dem einen oder anderen Punkt nicht zurechtkommen, so ist auch dies kein Problem. Sie können einzelne Punkte auslassen und die Turbo Fettkiller Diät trotzdem problemlos weiterführen.

Wenn Sie den einen oder anderen Punkt weglassen, wird sich lediglich die Geschwindigkeit der Gewichtsreduktion verringern. Sie werden aber weiterhin abnehmen und so auch den von Ihnen angestrebten Erfolg erreichen. Machen Sie sich daher keine zu großen Gedanken um die einzelnen Elemente.

Das Geheimnis hinter der überragenden Wirksamkeit der Turbo Fettkiller Diät ist das Zusammenspiel der verschiedenen Elemente. In ihrer Kombination bringen Sie die gewünschten Resultate und verhelfen Ihnen zu dem angestrebten Erfolg. Auf den nun folgenden Seiten werden Ihnen diese einzelnen Elemente genauer beschrieben. Sie sind allesamt besonders einfach umzusetzen und bilden in ihrer Summe den Schlüssel zu ungeahnten Erfolgen im Bereich Gewichtsreduktion.

Die Thermogenese

Die Thermogenese ist ein Kernelement der Turbo Fettkiller Diät.

Bei der Thermogenese handelt es sich um eine faszinierende Funktion des Organismus: Nach der Nahrungsaufnahmen erhöht sich der Energieumsatz des Körpers für etwa sechs bis zehn Stunden. Dieser Anstieg des Energieumsatzes erklärt sich durch die jeder Nahrungsaufnahme folgenden Stoffwechselprozesse. Dieser erhöhte Energieumsatz des Körpers ist leicht zu erklären: Jedes Nahrungsmittel liefert nicht nur Energie, sondern verbraucht auch solche bei den Verdauungs-, Abbau- und Transportprozessen. Nach neusten wissenschaftlichen Erkenntnissen spielt das so genannte »braune« Fettgewebe die zentrale Rolle bei diesem Vorgang. Es verfügt über eine interessante Funktion: Es produziert Wärme und verheizt dabei weißes Fettgewebe, das wir als Fettpolster im Körper haben. Obwohl das braune Fettgewebe nur etwa ein Prozent des Körpergewebes ausmacht, verfügt es doch über eine unglaubliche Kraft: Bei einer entsprechenden Stimulierung kann es innerhalb von zwölf Stunden Fett in der Höhe seines Gesamtgewichts verbrennen.

Die Steigerung des Energieumsatzes nach der Nahrungsaufnahme ist für die verschiedenen Nahrungsmittel unterschiedlich. So ist die Steigerung des Energieumsatzes bei Fetten am niedrigsten und macht nur etwa ein bis drei Prozent des Grundumsatzes aus. Kohlenhydrate liegen mit vier bis sechs Prozent noch deutlich hinter den Proteinen, die mit 14 bis 16 prozentiger Steigung des Grundumsatzes die höchste Wirkung aller Nahrungsmittel haben. Bei hoher

Eiweißzufuhr wird demnach deutlich mehr Energie benötigt als bei fett- oder kohlenhydratreicher Kost. Mit dieser Stoffwechselsteigerung ist auch eine erhöhte Wärmeabgabe verbunden. Es handelt sich um die so genannte nahrungsabhängige Wärmebildung, die etwa acht Prozent des Energie-Grundumsatzes des Körpers ausmacht.

Bei der Thermogenese handelt es sich daher um eine körpereigene Art, Fett zu verbrennen. Im Rahmen der Turbo Fettkiller Diät ist es wichtig, die Thermogenese in Ihrem Körper auf Hochtouren laufen zu lassen. So können Sie auf ganz natürliche Weise Fett verbrennen und schlank werden. Das Grundprinzip ist relativ einfach: Unabhängig von der Außentemperatur ist Ihr Organismus immer damit beschäftigt, Ihre Körpertemperatur auf konstanten 36,7° Celsius zu halten. Nur wenn Sie krank sind und Fieber haben steigt Ihre Körpertemperatur auf bis zu 41° Celsius. Um Ihre normale Körpertemperatur von 36,7° Celsius zu halten, verbrennt Ihr Körper zur Wärmeerzeugung die von Ihnen aufgenommene Nahrung.

Da Kohlenhydrate leichter verbrannt werden als Fett, verbrennt unser Organismus in erster Linie Kohlenhydrate. Fett wird dagegen vom Körper als Energiereserve gespeichert – was wir natürlich als unangenehme Fettpolster am eigenen Leib zu spüren bekommen.
Für diesen Grundsatz gibt es allerdings eine Ausnahme: Und zwar wenn wir Fieber haben. Dann verbrennt der Körper nämlich Fett, da dessen Brennwert mit etwa neun kcal pro Gramm größer ist als derjenige der Kohlenhydrate mit nur vier kcal pro Gramm. Dies ist ein Grund dafür, warum man während einer Krankheit deutlich an Körperumfang verlieren kann. Als Abwehrreaktion gegen Krankheitserreger erhöht der menschliche Organismus die Körpertemperatur aufgrund eines gesteigerten Stoffwechselumsatzes.

Auch eine Erhöhung der Muskeltätigkeit führt zu einer Wärmeerzeugung und dem Abbau von Fettpolstern. Wenn uns kalt ist, fängt unser Körper an zu zittern. Dieses Kältezittern sind Muskelkontraktionen, die eine Erhöhung des Energieumsatzes und einen damit verbundenen raschen Anstieg der Körpertemperatur bewirken. Bei diesem Vorgang veranlasst das braune Fettgewebe die Verbrennung des weißen Fettgewebes zur Gewinnung von Energie. Das Kältezittern stellt im Grunde den Vorgang des Körpers dar, die Körpertemperatur wieder auf normale 36,7° Celsius zu steigern. Dies gelingt dem Körper nicht durch die Verbrennung von Kohlenhydraten, weshalb er auf seine Fettreserven zurückgreifen muss.

Durch diese Vorgänge im Körper verbrennt der Organismus Fett und wir werden schlanker. Natürlich kann die Schlussfolgerung aus diesen Erkenntnissen nicht sein, dass man krank werden oder sich im Winter ständig im Freien aufhalten sollte. Das wäre eine völlig falsche Schlussfolgerung und führt selbstverständlich ins Groteske.

Doch das Essen, die Verdauung und die Verwertung von Nahrungsmitteln kann bereits soviel Energie erfordern, dass eine wesentliche Menge an körpereigenem Fett verbrannt werden muss. Durch die Aufnahme der richtigen Nahrungsmittel kann man daher allein durch Essen recht ordentlich Kalorien verbrennen. Gerade einige Nahrungsmittel und Nahrungsergänzungsmittel können diese Fettverbrennung erheblich steigern und den Fettkiller Thermogenese deutlich unterstützen.

Um bestimmte Nahrungsmittel zu verwerten, benötigt der Körper soviel Energie, dass er täglich zehn bis fünfzehn Prozent mehr Kalorien verbrennen muss und bestehende Fettdepots abbaut. Nahrungsmittel werden demnach nur teilweise gespeichert. Ein wesentlicher Teil wird bei der Verdauung verbrannt. Bei einigen Nahrungsmitteln kann nahezu ein Viertel der Kalorien beim Vorgang der Verwertung verbrannt werden. Dieser Kalorienverbrauch stellt sich schon bei der Aufnahme der richtigen Nahrungsmittel ein.

Besonders geeignete Lebensmittel in diesem Zusammenhang sind Harzer Käse, Magerquark, Sojaschnitzel und viele andere Lebensmittel, die reich an hochwertigen Proteinen und dabei relativ fettarm sind. Bauen Sie diese hervorragenden Fettkiller in Ihre tägliche Nahrung mit ein und Sie können kinderleicht Ihr Gewicht reduzieren.

Essen was schmeckt

Die Überschrift verrät es Ihnen bereits: In diesem Kapitel geht es darum, dass Sie im Rahmen der Turbo Fettkiller Diät ausschließlich die Speisen essen sollen, die Ihnen auch wirklich gut schmecken. Viele werden sich jetzt sagen: »Das mache ich doch sowieso jeden Tag!« Das kann schon sein, aber ich meine natürlich nicht, dass Sie sich von jetzt an nur noch von Sahnetorte und Hamburgern ernähren sollen. Das wäre natürlich ein lächerlicher Rat und im vorliegendem Buch völlig unangebracht.

Mit dem Diät-Punkt »Essen was schmeckt«, möchte ich Ihnen selbstverständlich nur nahe legen, dass Sie im Rahmen der Turbo Fettkiller Diät ausschließlich Nahrungsmittel zu sich nehmen, auf die Sie auch wirklich »Lust« haben. Dieser banal anmutende Punkt der Turbo Fettkiller Diät hat einen ernsthaften Hintergrund: Körpergefühl und Wohlbefinden müssen bei einer effektiven und nachhaltigen Gewichtsreduktion einen hohen Stellenwert einnehmen. Würde man diesen Punkt vernachlässigen, würde kaum jemand die Diät bis zum Ende »durchhalten«. Es ist daher von besonderer Bedeutung, dass Sie Ihr Essen wirklich genießen und das Sie nur Mahlzeiten zu sich nehmen, nach denen Sie gerade Appetit haben. Dies ist nicht nur für Ihr Wohlbefinden notwendig, es wäre auch absolut kontraproduktiv wenn Sie im Verlauf der Turbo Fettkiller Diät Nahrung zu sich nehmen, auf die Sie überhaupt keinen Appetit haben.

Die Umsetzung dieses Punktes im Alltag lässt sich konsequent erreichen, in dem man sich vor jeder Mahlzeit fragt: Habe ich darauf Lust? Will ich das wirklich essen?

Diese Fragestellung bezieht sich nicht nur auf komplette Mahlzeiten, sondern auch auf die einzelnen Bestandteile einer Mahlzeit. Wenn Sie beispielsweise keine Lust mehr verspüren, eine bestimmte Beilage auf Ihrem Teller zu essen, dann lassen Sie diese doch einfach weg! Warum sollen Sie etwas essen, worauf Sie überhaupt keine Lust haben?

Es ist ein weit verbreiteter Irrtum, dass alles was man im Laufe des Tages isst, auch wirklich bewusst von uns gewollt wurde. Überprüfen Sie sich selbst: Wie oft essen wir etwas, das uns eigentlich gar nicht richtig schmeckt? Viel zu oft. Und jeder Bissen einer Mahlzeit, die uns nicht schmeckt, ist ein Bissen zuviel. Werden Sie konsequent und lehnen Sie es in Zukunft ab, essen zu konsumieren, das Ihnen nicht hundertprozentig schmeckt! Warum sollten Sie sich das auch antun? Sehen Sie es im Restaurant zukünftig als selbstverständlich an, auch mal etwas Essen auf dem Teller wieder zurückgehen zu lassen, wenn es Ihnen nicht schmeckt oder wenn Ihnen der Appetit vergangen ist.

Leisten Sie sich den Luxus, im Rahmen der Turbo Fettkiller Diät und darüber hinaus nur noch Nahrungsmittel zu verzehren, die Ihren Erwartungen entsprechen und die Ihnen ausgesprochen gut schmecken. Wie bereits erwähnt soll diese Aufforderung natürlich nicht dazu führen, dass Sie von nun an nur noch Pizza oder Hamburger essen. Jedoch kann jeder von uns ganz oft ohne jegliche Probleme eine übermäßige Nahrungsaufnahme korrigieren, ohne sich selbst dabei einzuschränken. Tun Sie sich selbst den Gefallen und verzichten Sie auf alles, was Ihnen nicht mehr schmeckt!

Verabschiedung von Gewohnheiten

Zahlreiche negative Gewohnheiten spielen eine wesentliche Rolle bei der Entstehung von Übergewicht. Gegessen wird häufig als Belohnung, zum Vertreiben von Langeweile oder zum Stressabbau. Um das eigene Essverhalten kennen zu lernen und zu überprüfen, empfiehlt sich das Führen eines Protokolls oder Ernährungstagebuchs für mindestens sieben Tage, in dem nicht nur Art und Menge der Lebensmittel, sondern auch Grund, Ort und Zeit des Essens notiert werden. Anhand der Aufzeichnungen können schlechte Gewohnheiten erkannt und schrittweise abgebaut werden.

Viele negative Essgewohnheiten haben sich bereits im Kindesalter manifestiert und sind über die Jahre und Jahrzehnte zu einem negativen Faktor bei der täglichen Nahrungsaufnahme geworden. Um im Rahmen der Turbo Fettkiller Diät abzunehmen, müssen Sie eigenständig Ihre negativen Essgewohnheiten erkennen und beseitigen. Nur so kann es Ihnen nachhaltig gelingen, die Pfunde purzeln zu lassen. Negative Gewohnheiten können mitunter derart eingeübt sein, dass wir sie selbst kaum als solche erkennen. Ein gutes Beispiel hierfür ist die Angewohnheit, seinen Teller aufzuessen. Die Wurzel dieses Problems liegt in der Erziehung im Kindesalter. Als wir klein waren, lernten wir, dass man das Essen auf seinem Teller vollständig aufessen muss. Der ursprünglich positive und nachvollziehbare Gedanke dieser »Erziehungsmaßnahme« kehrt sich im Laufe der Jahre ins Negative um. Oft Essen wir auch heute noch den Teller leer, obwohl wir eigentlich schon satt sind.

Schlechte Angewohnheiten wie diese gilt es zu erkennen und für immer zu beenden. Sie finden Ihr persönliches Ernährungstagebuch ab Seite 77 am Ende des Buches. Ihre Aufgabe ist, eine »typische« Woche lang Ihre Essgewohnheiten aufzuzeichnen, um dieses selbstständig zu analysieren. Es muss sich dabei um eine typische Woche handeln, da Sie nur in einer solchen Woche einen umfassenden Überblick über Ihre Essgewohnheiten erlangen werden. Wählen Sie also bitte keine Woche mit besonders vielen Feier-, Urlaubs-, oder Krankheitstagen.

Das Anfertigen eines solchen Tagebuches ist prinzipiell kinderleicht: Nehmen Sie es überall mit und notieren Sie alles, was Sie essen oder trinken. Versuchen Sie in dieser Woche nicht abzunehmen oder zuzunehmen, sondern essen Sie einfach so wie Sie es gewohnt sind.
Ganz wichtig: Notieren Sie zu jeder Mahlzeit auch, warum Sie gegessen haben. Dabei sollten Sie folgende Kategorien wählen:

- Aus echtem Hunger
- aus Gewohnheit
- damit der Teller leer wird
- aus Frust, Langeweile oder zur Ablenkung

Bitte vergessen Sie nicht, wirkliche jede Nahrungsaufnahme zu notieren. Snacks, Bonbons oder die altbekannten »Chips vor dem Fernseher« gehören also auch in Ihr Ernährungstagebuch.

Nach einer Woche konsequenter Mitschrift geht es dann an die Auswertung, die entsprechend einfach ist: Nehmen Sie sich einen roten Textmarker und markieren Sie alle aufgenommenen Nahrungsmittel, die Sie nicht aus echtem Hunger zu sich genommen haben. Dank dieser einfachen und leicht umzusetzenden Methode erkennen Sie so auf einen Blick, wo Ihre schlechten Ernährungsgewohnheiten liegen und von was Sie sich in Zukunft verabschieden müssen.

Die Konsequenz Ihrer Auswertung liegt natürlich auf der Hand: Im Rahmen der Turbo Fettkiller Diät müssen Sie auf alle Essgewohnheiten verzichten, die nicht unter die Kategorie »aus echtem Hunger« passen. Für Süßes, Desserts und aus Langeweile Konsumiertes ist während Ihrer Turbo Fettkiller Diät natürlich kein Platz. Streichen Sie diese negativen Faktoren für die Dauer Ihrer Turbo Fettkiller Diät vollständig aus Ihrem Speiseplan. Sie sollten während der Diät nur essen, wenn Sie auch wirklich Hunger haben. So können Sie sicherstellen, dass Sie Ihr Traumgewicht schnell erreichen und trotzdem immer satt sind.

Schlusspunkte

Das Setzen von so genannten Schlusspunkten bei Ihren Mahlzeiten ist einer der einfachsten Faktoren der Turbo Fettkiller Diät. Unter »Schlusspunkten« versteht man das Beenden der Nahrungsaufnahme zu einem zuvor bestimmten Ereignispunkt. Bei so einem Ereignispunkt kann es sich beispielsweise um den Verzehr einer bestimmten Menge handeln. Sie setzten sich selbst einen Schlusspunkt, indem Sie beispielsweise schon vor der Mahlzeit bestimmen »Ich esse diesen Teller Spagetti - und mehr nicht«. Eine solche Vorgehensweise ist im Rahmen der Turbo Fettkiller Diät nötig, da das Sättigungsgefühl erst mit einer zeitlichen Verzögerung eintritt. Der Grund hierfür liegt in den körpereigenen Abläufen bei der Nahrungsaufnahme. Eine Schaltzentrale im Gehirn sorgt dafür, dass Nährstoffe immer ausreichend vorhanden sind. Sie befindet sich im so genannten Hypothalamus, einem Steuerungsorgan im Zwischenhirn. Entsteht ein Mangel, werden geringere Mengen des Nervenbotenstoffs Serotonin gebildet – wir fühlen uns deshalb träge und hungrig.

Haben wir dagegen etwas gegessen, melden der Geschmacks- und der Geruchssinn sowie Dehnungssensoren im Magen an die Schaltzentrale im Gehirn, ob genug Nahrung aufgenommen wurde. Gut verdauliche Nahrungsbestandteile wie Kohlenhydrate besitzen einen geringeren Sättigungswert. Durch die Kombination mit Ballaststoffen werden Verdauung und Magenentleerung verzögert und der Sättigungswert wird erhöht. Fette und Proteine sind von Natur aus schlechter verdaulich, sie verweilen länger im Magen und haben daher einen höheren Sättigungswert. Wird der Schaltzentrale im

Gehirn nun gemeldet, dass genug gegessen wurde, so gelangen über das Blut appetithemmende Substanzen wie das Hormon CCK vom Verdauungstrakt zum Gehirn und bewirken hier, dass wieder mehr Serotonin freigesetzt wird. Die Folge: Der Appetit lässt nach – und wir fühlen uns wieder fit. Dies tritt allerdings mit einer gewissen Zeitverzögerung ein. Bei dieser Zeitverzögerung handelt es sich um einen Zeitraum, in dem wir essen, obwohl wir eigentlich schon satt sind.

Die Einhaltung der Schlusspunkte bewirkt nun, dass wir unserem Körper nach der Nahrungsaufnahme eine gewisse Zeit geben um festzustellen, ob wir satt sind oder nicht. So können wir es vermeiden, ohne wirklichen Grund »mehr als nötig« zu essen.

Reiz-Mahlzeiten

Die so genannten »Reiz-Mahlzeiten« bilden im Rahmen der Turbo Fettkiller Diät die Grundlage der Nahrungsaufnahme. Jede Mahlzeit, die Sie im Verlauf der Diät zu sich nehmen, sollte Ihre Geschmacksnerven reizen und stimulieren. Unter Reiz-Mahlzeiten versteht man beispielsweise mit Kräutern oder Früchten aufgewertete »normale« Mahlzeiten. Bestes Beispiel hierfür ist Asia-Food oder mexikanisches Essen.

Der Hintergrundgedanke ist folgender: Diese intensiv schmeckenden Mahlzeiten reizen Ihre Geschmacksnerven und mindern so das Bedürfnis nach zusätzlichen Reizen wie einem Dessert oder Snacks. Würden Sie statt einer geschmacksintensiven Reiz-Mahlzeit einen »Einheitsbrei« konsumieren, entwickeln Sie mit hoher Wahrscheinlichkeit das Bedürfnis nach einer weiteren, Ihr Geschmacksbedürfnis befriedigenden Zusatzmahlzeit.

Zahlreiche wissenschaftliche Untersuchungen haben ergeben, dass geschmacksintensive Mahlzeiten deutlich dazu beitragen, ein frühes Sättigungsgefühl zu erreichen. Diesen positiven Effekt macht sich auch die Turbo Fettkiller Diät zu eigen: Wenn Sie im Rahmen der Turbo Fettkiller Diät konsequent darauf achten, nur besonders geschmacksintensive Mahlzeiten zu verzehren, tragen Sie so auf natürliche Art und Weise zu einer effektiven Appetitzügelung bei. Vom ersten Tag der Turbo Fettkiller Diät an sollten Sie daher auf eine besonders geschmacksintensive Zubereitung Ihrer Speisen achten.

Würzen Sie Ihr Essen mit frischen Kräutern und exotischen Gewürzen, verwenden Sie bevorzugt geschmacksintensives Obst und Gemüse. Dank dieser vom Grundprinzip eher banalen Vorgehensweise kann es Ihnen einfach und problemlos gelingen, Ihr Essen deutlich aufzuwerten. Auf dem Weg zu einer besonders geschmacksintensiven Zubereitung Ihrer Speisen sollten Sie sich insbesondere an der mexikanischen, thailändischen, chinesischen und indischen Küche orientieren. Gerade Gerichte dieser Nationen zeichnen sich durch besonders intensive Geschmackserlebnisse aus.

Das Prinzip ist kinderleicht anzuwenden: Würzen Sie Ihr Essen so, dass es intensiver und anregender schmeckt. Aber Vorsicht! Sie sollten es natürlich nicht übertreiben. Zu viel des Guten ist auch nicht gut. Gerade beim Würzen neigt man ja oft dazu, die Mahlzeiten beispielsweise »zu scharf« zu machen. Das ist natürlich völlig kontraproduktiv. Das richtig gewürzte Essen muss zwar Ihre Geschmacksnerven stimulieren, jedoch sollten sie jegliche Extreme vermeiden. Es bringt natürlich überhaupt nichts, wenn Sie Ihre Speisen völlig »überwürzen«. Augenmaß ist auf diesem Gebiet von besonderer Bedeutung und kann über Scheitern und Erfolg der Turbo Fettkiller Diät überhaupt entscheiden.

Da die Reiz-Mahlzeiten den wesentlichen Teil Ihrer Nahrungsaufnahme im Rahmen der Turbo Fettkiller Diät ausmachen sollen, ist es natürlich wichtig, dass Ihnen diese Mahlzeiten gut schmecken und das sie bekömmlich sind. Der Sache wird sicher nicht gedient, wenn Sie Ihre Mahlzeiten so würzen, dass es sich nach dem Würzen zwar um Reiz-Mahlzeiten handelt, Ihnen diese aber nicht mehr schmecken. Mit etwas Übung und einer gewissen Offenheit für neue Geschmacksrichtungen können Sie schnell zu einem »Profi« in Sachen Reizmahlzeiten werden. Auf diesem Weg können sich Reizmahlzeiten zu einem der angenehmsten Bausteine der Turbo Fettkiller Diät entwickeln.

Wer die Zubereitung von geschmacksintensiven Reizmahlzeiten beherrscht und an deren Genuss Freude findet, kann so wirklich kinderleicht von diesen natürlichen Appetitzüglern profitieren.

Wenn Sie die Zubereitung von Reiz-Mahlzeiten darüber hinaus mir der Verwendung von besonders hochwertigen Nahrungsmitteln wie beispielsweise frischem Gemüse, frischen Kräutern oder frischem Obst verbinden, können sie mit einer Mahlzeit gleichzeitig eine ganze Reihe positiver Faktore nutzen. Dies ist der Bereich der Turbo Fettkiller Diät, in dem Sie Ihrer Kreativität freien Lauf lassen können. Werden Sie zur Spezialistin oder zum Spezialisten in Sachen Reiz-Mahlzeiten und reduzieren Sie so erfolgreich Ihren Appetit.

Die Calm-Strategie

Eine grundlegend negative Essgewohnheit hat sich in den vergangenen Jahren und Jahrzehnten in unser Leben eingeschlichen: Viele von uns essen, während sie eigentlich gerade einer anderen Tätigkeit nachgehen. Heutzutage essen wir beim Fernsehen, beim Surfen im Internet, beim Lesen der Zeitung, während wir im Auto fahren oder auf dem Weg zur Arbeit sind. Durch diese mittlerweile allgemein verbreiteten Verhaltensweisen hat sich die Nahrungsaufnahme schon fast zu einem »mechanischen Akt« entwickelt.

Die große Bedeutung einer angemessenen Nahrungsaufnahme wird heutzutage in der Regel völlig falsch eingeschätzt. Doch sie ist von essentieller Notwendigkeit: Wer nicht lernt »genussvoll« und »bewußt« zu essen, wird sein Gewicht niemals nachhaltig reduzieren und danach auf dem gewünschten Niveau halten können. Die heutigen schlechten Angewohnheiten der Nahrungsaufnahme sorgen dafür, dass bei Mahlzeiten jegliches Bewusstsein für die gerade aufgenommene Nahrung fehlt. Das Essen wird nicht mehr bewusst wahrgenommen, man registriert aufgrund der ablenkenden Tätigkeit überhaupt nicht was oder wie viel man gegessen hat. Dies führt fataler Weise dazu, dass völlig falsch eingeschätzt wird, was für eine Menge an Nahrung gerade verzehrt wurde.

Um diese Problematik in den Griff zu bekommen, wurde die so genannte Calm-Strategie entwickelt. Das Wort »Calm« (engl. Ruhe, Stille) steht hier für eine meditationsartige Ruhe, mit der jede Mahlzeit verbunden werden soll. Nun bedeutet das nicht, dass Sie vor jeder Mahlzeit eine Meditationsübung vollziehen müssen. Jedoch sollten Sie mit Hilfe dieser Strategie die nötige Ruhe finden, um Ihr Essen bewusst und genussvoll aufzunehmen.

Die Calm-Strategie umfasst vier einfache und leicht anwendbare Punkte, die bei der Nahrungsaufnahme beachtet werden müssen:

•   Nehmen Sie Ihre Mahlzeiten niemals nebenbei ein, sondern sehen Sie das Essen als wichtige Hauptaufgabe an.

•   Essen Sie nie auf Ihrem Sofa, in Ihrem Auto, an Ihrem Schreibtisch oder in Ihrem Bett. Jede Mahlzeit muss ausschließlich an Ihrem Esstisch eingenommen werden.

•   Essen Sie nie im Stress oder unter Zeitdruck.

•   Geben Sie sich kurz vor dem Essen einen Augenblick Zeit, um zur Ruhe zu kommen und das Essen zu genießen.

Dank dieser vier Punkte können Sie Ihren Mahlzeiten wieder die Aufmerksamkeit schenken, die ihnen gebührt. Eines sollte bei Ihrer Nahrungsaufnahme in Zukunft ganz deutlich erkennbar sein: Weg vom hastigen Essen und hin zu einer bewussten Esskultur, die diesen Namen auch verdient.

Wasser als Gesundheitsfaktor

Trinkwasser ist in unseren Breitengraden überall und im Überfluss vorhanden. Trotzdem leiden die meisten von uns Mangel daran. Zu dieser paradoxen Situation kommt es dadurch, dass wir den Wassermangel nicht spüren und die natürlichen Signale unseres Körpers falsch interpretieren. Gerade während der Turbo Fettkiller Diät ist es von essentieller Notwendigkeit, Flüssigkeit hauptsächlich in Form von Wasser aufzunehmen.

Zahlreiche wissenschaftliche Untersuchungen haben ergeben, dass Wasser im Körper nicht nur die Funktion des Lösungs- und Transportmittels hat, sondern dass beispielsweise körpereigene Proteine und Enzyme bei einer besseren Wasserzufuhr deutlich wirksamer arbeiten. Wenn der Körper mit zu wenig Flüssigkeit versorgt wird, arbeiten nicht nur die körpereigenen Stoffwechselfunktionen deutlich schlechter. Alle Abläufe im Körper werden durch Wasser überwacht und überhaupt erst ermöglicht. Eine ausreichende Versorgung mit Wasser ist daher gerade bei einer Diät der einzige Weg um sicherzustellen, dass nicht nur genügend Wasser, sondern auch die darin transportierten Substanzen, Hormone, chemischen Botenstoffe und Nährstoffe die lebenswichtigen Organe erreichen.

Im Rahmen der Turbo Fettkiller Diät wird Flüssigkeit in Form von Wasser insbesondere benötigt, um Stoffwechsel-Abfallstoffe und Gifte aus dem Körper abzutransportieren. Um die besondere Bedeutung des Wassers auch über die Funktion im Rahmen dieser Diät hinaus zu verstehen, ist es wichtig zu wissen, von welch großer Bedeutung Wasser für unseren Körper ist: In unserem Körper ist Wasser das dominierende Element - unser Körper besteht zu zwei Dritteln aus Flüssigkeit. Es handelt sich um das Grundelement, ohne das unser Organismus nicht funktionieren kann. Nur mit einer ausreichenden Wasserversorgung können alle Organe optimal funktionieren.

Der Flüssigkeitshaushalt unseres Körpers wird ständig dezimiert. Durch Harnflüssigkeit und Schweiß werden so von einem Erwachsenen im Sommer teilweise mehr als drei Liter Flüssigkeit ausgeschieden. Würde nicht unmittelbar für Nachschub in entsprechenden Mengen gesorgt, müsste man mit Kreislaufversagen und Störungen der Herztätigkeit rechnen. Auch unsere Haut und unser Blut leiden extrem unter einem Wassermangel.

Wasser ist ein multifunktionaler Gesundheitsfaktor und nimmt daher auch im Rahmen der Turbo Fettkiller Diät eine tragende Funktion ein. Um eine ausreichende Versorgung sicherzustellen und von den positiven Eigenschaften des Wassers zu profitieren, sollten Sie ab dem ersten Tag der Diät täglich von 8 Uhr morgens bis mindestens 18 Uhr abends einmal pro Stunde ein Glas mit einem viertel Liter (0,25l) Wasser trinken. Ganz wichtig: Es muss sich dabei wirklich um Wasser, also nicht um Limonaden, Säfte, Milch, Tee, Kaffee oder irgendein anderes Getränk handeln. Ob es sich um Wasser mit oder ohne Kohlensäure handelt, können Sie je nach persönlicher Vorliebe selbst entscheiden. Über den Tag verteilt wird so von Ihrem Körper mindestens 2,5 Liter Wasser und damit kalorienfreie Flüssigkeit aufgenommen.

Neben den zahlreichen positiven Auswirkungen auf Ihre Gesundheit und Ihr Wohlbefinden hat die Aufnahme von Wasser in dieser Form darüber hinaus einen weiteren positiven und wichtigen Effekt: Die Flüssigkeit in Ihrem

Magen beugt Heißhungerattacken vor, da der Magen immer etwas »voll« ist. Der Magen wird durch die Aufnahme des Wassers gedehnt und es wird ihm vorgetäuscht, dass er mit Essen gefüllt sei. Neben den vielen positiven und wertvollen Effekten des Wassers kann es so im Rahmen der Turbo Fettkiller Diät dazu beitragen, den Hunger zu überlisten.

Das Night-Time-Out

Eine weitere sehr wichtige Säule der mehrstufigen Turbo Fettkiller Diät ist der dauerhafte Verzicht auf das Abendessen, das so genannte »Night-Time-Out«. Diese nächtliche Auszeit für Ihren Körper hat ihren Ursprung in der modernen Anti-Aging-Medizin. Wissenschaftler gehen mittlerweile davon aus, dass für das Altern zuständige Hormone extrem effizienter und besser arbeiten können, wenn der Körper nachts nicht durch Verdauung abgelenkt ist und einen großen Teil seiner Energie dafür aufwenden muss. Wird nachts keine Energie zur Verdauung benötigt, können sich alle Aktivitäten auf die Regeneration des Körpers konzentrieren. Das Resultat: Sie reduzieren Ihre Fettpolster förmlich »im Schlaf« , fühlen sich während der Turbo Fettkiller Diät spürbar besser und Ihr Körper erlangt nach und nach eine neue jugendliche Frische. Grund für diese geradezu fantastische Wirkung sind zwei Hormone, die den biologischen Alterungsprozess steuern und ausbalancieren. Es handelt sich hierbei um Somatropin und Melatonin.

Somatropin, das »menschliche Wachstumshormon« unterstützt den Körper beim Aufbau von Muskelmasse und baut Fettmasse ab. Das körpereigene Immunsystem wird stimuliert, der Schlaf und das Gedächtnis werden verbessert und Ihre Haut und Ihr Bindegewebe werden gestrafft, was natürlich einen zusätzlichen Pluspunkt im Rahmen der Turbo Fettkiller Diät darstellt. Somatropin wird hauptsächlich nachts freigesetzt und entfaltet dann seine Wirkung. Wenn der Körper nachts hauptsächlich mit der Verdauung beschäftigt ist, kann diese hormonelle Wunderwaffe ihre Wirkung nicht voll entfalten.

Melatonin regelt den Schlafrhythmus und entfaltet ähnlich wie Somatropin seine Wirkung erst nach Mitternacht. Die Körpertemperatur sinkt ab, die Zellen teilen sich langsamer, der Organismus läuft vollständig im »Sparmodus« und der natürliche Alterungsprozess kommt fast vollständig zum erliegen. Der Körper fängt zu diesem Zeitpunkt an, zerstörte Körperzellen zu regenerieren, freie Radikale zu binden und deren Entstehung zur gleichen Zeit zu verlangsamen. Um effektiv zu wirken, muss Melatonin in ausreichend hoher Konzentration vorhanden sein. Negative Faktoren wie Alkohol und Nikotin, aber vor allem ein voller Magen verhindern, dass sich in unserem Körper nachts ausreichend Melatonin bildet.
Die beiden Hormone Somatropin und Melatonin werden besonders in der Jugend produziert. Mit zunehmendem Alter sinkt der Hormonspiegel rapide ab und die fantastische Wirkung dieser beiden Hormone auf den menschlichen Organismus lässt stark nach.

Dank einem »Night-Time-Out« kann man nun ein kleines Wunder bewirken: Der im Alter eintretende Wirkungsnachlass kann nicht nur gestoppt werden, die Produktion dieser beiden Hormone kann sogar wieder angekurbelt werden!

Alles was Sie tun müssen, um diesen positiven Effekt für Ihre Gesundheit und Gewichtsreduktion zu nutzen, ist das Einlegen einer 14-stündigen Essenspause vor dem morgendlichen Aufstehen. Nach dieser Faustformel können Sie sich ganz leicht errechnen, wann Sie Ihre letzte Mahlzeit am Tag einnehmen dürfen. Stehen Sie beispielsweise morgens um 7 Uhr auf, sollten Sie Ihre letzte Mahlzeit abends vor 17 Uhr eingenommen haben. Nach diesem Zeitpunkt sollten Sie nur noch kalorienfreies zu sich nehmen, also beispielsweise

Ihr stündliches Glas Wasser, das wir ja schon im vorhergehenden Kapitel angesprochen haben.

Da das Night-Time-Out einer der gewöhnungsbedürftigsten Faktoren der Turbo Fettkiller Diät ist, sollten Sie am Anfang Ihrer Diät mit kleinen Schritten beginnen, das Night-Time-Out durchzuführen. Beginnen Sie in der ersten Woche Ihrer Turbo Fettkiller Diät damit, an drei Abenden pro Woche auf das Abendessen zu verzichten. Verzichten Sie in den darauf folgenden Wochen um jeweils einen Abend pro Woche mehr auf das Abendessen, so dass Sie nach vier Wochen Turbo Fettkiller Diät an jedem Abend der Woche ein Night-Time-Out einlegen.

Das Night-Time-Out ist ein Faktor der Turbo Fettkiller Diät, den Sie ab und an auch einmal ausfallen lassen können. Der Hintergrund ist einleuchtend: Bei allen Vorteilen des Night-Time-Out darf man die soziale Funktion des Abendessens natürlich nicht unterschätzen. Gerade in zahlreichen Familien oder bei Treffen mit Freunden stellt das gemeinsame Abendessen einen ganz wesentlichen Faktor der zwischenmenschlichen Beziehung dar. Erstrebenswert ist es daher, das Night-Time-Out täglich durchzuführen. Seltene Ausnahmen sind allerdings aus sozialen Gründen angebracht und sollten daher ohne »schlechtes Gewissen« als völlig normal akzeptiert werden.

Die ausgewogene Ernährung

Die Turbo Fettkiller Diät gibt Ihnen einen Leitfaden an die Hand, wie Sie Ihre überschüssigen Pfunde extrem schnell abbauen können. Im Rahmen der Turbo Fettkiller Diät sollten die von Ihnen eingenommenen Mahlzeiten ausgewogen und sättigend sein. Neben den beschriebenen Faktoren beinhaltet die Turbo Fettkiller Diät daher eine gesunde Ernährung, die auch nach der erfolgreichen Absolvierung der Diät weitergeführt werden kann. Um zu verstehen mit wie viel Energie Sie die unterschiedlichen Bausteine der Ernährung versorgen, hilft Ihnen die folgende Auflistung, die Ihnen die Kalorien pro Gramm der wichtigsten Nahrungsbausteine angibt. Die jeweiligen Werte sind:

Kohlenhydrate 4 kcal / gr
Proteine (Eiweiß) 4 kcal / gr
Fette 9 kcal / gr

Um auch nach der Turbo Fettkiller Diät schlank zu bleiben, ist eine ausgewogene Zusammenstellung dieser Nahrungsbausteine nötig. Die wichtigste Rolle spielen dabei die Kohlenhydrate. Mit ihnen werden normalerweise etwa 50 Prozent unseres Energiebedarfs gedeckt. Kohlenhydrate werden hauptsächlich in Energie umgesetzt, wir brauchen sie also, um uns zu bewegen, um warm zu sein, um zu denken. Werden zu viele aufgenommen, können diese überschüssigen Kohlenhydrate vom Körper in Fett umgewandelt werden, damit wir Reserven für schlechte Zeiten haben. Es gibt unterschiedliche Arten von Kohlenhydraten, die ungleich aufgebaut sind und dadurch auch sehr unterschiedlich auf unseren Organismus wirken.

Ein Beispiel für Kohlenhydrate ist Zucker. Zucker und andere Süßigkeiten setzen sich aus Molekülen zusammen, die jeweils nur aus 1-2 Kohlenhydrat-Grundbausteinen bestehen. Je nach Kombination nennt man diese Moleküle dann Glukose (Traubenzucker), Fructose (Fruchtzucker), Saccharose (Rohrzucker) oder Lactose (Milchzucker). Da diese Moleküle sehr klein sind, können sie entsprechend schnell verdaut und vom Dünndarm aufgenommen werden. Der aufgespaltene Zucker gelangt dann schnell ins Blut und bewirkt zahlreiche Stoffwechselprozesse. So muss beispielsweise die Bauchspeicheldrüse möglichst schnell viel Insulin produzieren, um den Blutzuckerspiegel auszugleichen. Zucker bewirkt indirekt auch die Ausschüttung von Endorphinen im Gehirn. Diese Endorphine werden auch »Glückshormone« genannt, weil sie einen starken positiven Einfluss auf die Stimmung haben.

Nachteil des Zuckers ist, dass er so schnell wie er ins Blut gelangt auch wieder aus dem Blut verschwindet. Die Bauchspeicheldrüse muss dementsprechend schnell ihre Insulinproduktion reduzieren und die von den Endorphinen verursachte positive Stimmung lässt rapide nach. Die negative Folge für den Organismus ist, das er das Bedürfnis nach weiterem Zucker hat. Dies stellt die grundlegende Gefahr an Süßigkeiten für eine gesunde Ernährung dar: Im Rahmen ihrer Wirkung auf unseren Organismus beinhalten sie den Drang nach wiederholter Aufnahme und einer damit verbundenen Übertreibung.

Bei jedem Menschen ist der Ablauf dieser Vorgänge unterschiedlich stark ausgeprägt. Manche entwickeln durch den Verzehr von Süßigkeiten einen Heißhunger, der dann in seiner Folge auch vor anderen Lebensmitteln keinen Halt macht.

Die so genannten »kleinen« Kohlenhydrate sind insbesondere in Zucker, Traubenzucker, Honig und Obst enthalten. Bei Ihrem Verzehr ist daher entsprechender Rückhalt auszuüben – mit einer Ausnahmen: das Obst. Bei Obst lässt sich der Körper mehr Zeit mit dem Verdauen, die Wirkung tritt daher nicht in diesem Maße ein. Außerdem ist Obst reich an vielen Vitaminen, Mineralien und anderen lebenswichtigen Nährstoffen, die es unter anderem zu einem perfekten Ersatz für Süßigkeiten machen.

Neben den gerade beschriebenen »kleinen« Kohlenhydraten gibt es selbstverständlich auch die Gruppe der so genannten »großen« Kohlenhydrate. Besonders Getreide und Gemüse sind Vertreter dieser für eine gesunde Ernährung besonders wichtigen Nahrungsmittelgruppe.

Prinzipiell bestehen Getreide und Gemüse aus den gleichen Grundbausteinen wie der Zucker. Im Unterschied zum Zucker sind diese Bausteine in Getreide und Gemüse allerdings in größerer Form enthalten. Der positive und wertvolle Effekt: Unser Körper braucht weitaus länger um sie zu verdauen und aufzunehmen. Dementsprechend langsamer ist die Aufnahme des entstehenden Zuckers ins Blut. Durch diese langsamer ablaufende Aufnahme hat der Körper entsprechend mehr Zeit, sich auf die Nährstoffe einzustellen. Ein weiterer Effekt: Auch die positive Wirkung der Endorphine auf unsere Stimmung hält länger an, auch wenn sie nicht so plötzlich wie beim Zucker auftritt.

Aus diesem Grund ist es empfehlenswert, den größten Teil des Kohlenhydrat-Bedarfs mit dem Verzehr von »großen« Kohlenhydraten zu decken.

Zahlreiche Nahrungsmittel enthalten diese wertvollen Kohlenhydrate, unter anderem alle Getreidearten wie Weizen und daher natürlich auch Produkte wie Brot, Nudeln aber auch Reis, Kartoffeln, Gemüse und Obst. Diese Nahrungsmittel sollten den Hauptteil einer jeden Mahlzeit ausmachen.

Neben Kohlenhydraten zählen die Proteine zu den wichtigen Grundbausteinen unserer Nahrung. Doch wie bei den Kohlenhydraten ist ein zuviel an Proteinen nachteilig für das Erreichen unserer Traumfigur.

Proteine setzen sich aus vielen kleinen Grundmolekülen, den »Aminosäuren« zusammen. Die Beschaffenheit eines Proteins ist je nach Zusammensetzung sehr unterschiedlich.

Die meisten Aminosäuren kann unser Körper selbst zusammenbauen, wenn er andere Aminosäuren zur Verfügung hat, die er umbauen kann. Einige der Aminosäuren können vom Körper jedoch nicht zusammengesetzt werden, daher müssen diese mit der Nahrung aufgenommen werden. Diese Aminosäuren werden deshalb auch »essentielle Aminosäuren« genannt. In erster Linie werden Proteine zum Aufbau des Körpers gebraucht. Nicht nur unsere Muskeln, auch unsere Haut, unser Blut und die inneren Organe bestehen zu einem großen Teil aus Proteinen. Ein Proteinmangel im Rahmen der Turbo Fettkiller Diät kann daher zum Abbau wichtiger Teile der Körpersubstanz führen. Zuviel Protein wirkt sich allerdings auch nicht gut auf den Körper aus. Täglich sollte man circa 50 - 70 Gramm an Proteinen zu sich nehmen. Das ist relativ wenig und verdeutlicht, dass der Hauptteil unserer Nahrung aus den »großen« Kohlenhydraten und nicht aus Proteinen bestehen sollte.

Proteine kommen besonders in Fleisch, Fisch und Milchprodukten vor. Aber auch Eier, Hülsenfrüchte und Nüsse enthalten zahlreiche Proteine.

Ein weiterer wichtiger Grundbaustein unserer Ernährung ist das Fett.

Da Fett sehr viel Kalorien pro Gramm hat (9 kcal) und wir in unserer täglichen Ernährung meist zu viel davon konsumieren, hat es oft einen negativen Einfluss auf unser Gewicht. Doch man sollte Fett keinesfalls verteufeln, es kommt wie so oft nur auf die richtige Dosierung an.

Fette setzen sich aus Glycerin und Fettsäuren zusammen. Die Fettsäuren können in Größe und Beschaffenheit sehr unterschiedlich sein. Ein Hauptunterschied bei den Fettsäuren ist, dass manche bei Bedarf zusätzlichen Wasserstoff binden können und andere schon voll »besetzt« sind. Erstere werden »ungesättigte Fettsäuren« genannt und können teilweise vom Körper nicht selbst hergestellt werden. Solche lebensnotwendigen »mehrfach ungesättigten Fettsäuren« müssen mit der Nahrung aufgenommen werden. Sie finden sich eher in pflanzlichen Fetten als in tierischem Fett. Wie schon erwähnt, kommt es lediglich auf die richtige Menge an Fett in der Nahrung an. Doch warum neigen wir dazu, übermäßig viel Fett zu konsumieren? Die Ursache liegt darin, dass Fett den Geschmack des Essens ganz wesentlich unterstützt. Fett ist ein so genannter »Geschmacksträger«, das heißt erst mit ein wenig Fett können sich viele Geschmackswirkstoffe voll entfalten.

Leider hat ein hoher Fettkonsum ganz erhebliche Nachteile: Da Fett vergleichsweise viele Kalorien enthält, ist es ein Hauptfaktor dafür, dass wir an Gewicht zunehmen. Um im Rahmen der Turbo Fettkiller Diät abzunehmen, ist es daher besonders wichtig, den Fettkonsum so niedrig wie möglich zu halten. Empfehlenswert ist es, höchstens 50 Gramm Fett pro Tag zu verzehren.

Deutlich weniger als 50 Gramm Fett in der täglichen Nahrung macht auch keinen Sinn, da so der Körper eventuell eine regelrechte Gier nach mehr Essen hervorrufen kann. Dies hätte zur Folge, dass man von fettarmer Nahrung sehr viel mehr zu sich nimmt, als bei einer Mahlzeit, die etwas Fett enthält. Vorsicht ist daher insbesondere beim übermäßigen Verzehr der so genannten »Light-Produkte« geboten.

Folgende Nahrungsmittel enthalten viele gesättigte Fettsäuren und sollten daher im Rahmen der Turbo Fettkiller Diät stark eingeschränkt werden:
Schmalz, Speck, verschiedene Wurstwaren wie beispielsweise Leberwurst, Butter, Sahne und Torten.

Die nachfolgenden Nahrungsmittel enthalten viele ungesättigte Fettsäuren und sind daher wertvoll für den Körper. Den Bedarf an Fett sollte man im Rahmen der Turbo Fettkiller Diät aus diesen Nahrungsmitteln abdecken:
Hochwertige Pflanzenöle, Margarine und Nüsse.

TEIL 3

Das schlanke Leben

»Erfolg muss man täglich neu erringen.«

Steve Gershwin

Einleitung

Wer Dank einer konsequenten Ernährungsumstellung durch die Turbo Fettkiller Diät sein Zielgewicht erreicht hat, wird sich von einigen liebgewordenen Gewohnheiten verabschiedet haben. Umso wichtiger ist es, in der Zeit nach dem Erreichen des Zielgewichts das gewünschte Gewicht zu halten, also nicht weiter abzunehmen, aber natürlich auch nicht wieder unangenehme Fettpolster aufzubauen. Eine angenehme, gesunde und zukunftsfähige Ernährungsumstellung ist der einzige Schlüssel, um die erzielten Erfolge zu bewahren und auch das weitere Leben mit intensiver Lebensfreude genießen zu können.

Natürlich braucht der Körper nach einer solch notwendigen Ernährungsumstellung eine Weile, bis die neuen Einstellungen sprichwörtlich »in Fleisch und Blut« übergegangen sind. Um zukünftig ein vor allem gesundes und ernährungstechnisch attraktives Leben führen zu können, ist nach Beendigung der Turbo Fettkiller Diät eine Umstellung hin zu einer ausgewogenen Ernährung zu empfehlen. Letztendlich nützt Ihnen langfristig die beste Diät nichts, wenn Sie Ihr Zielgewicht auf Dauer nicht einigermaßen konstant halten können und Ihr Leben gleichzeitig Dank einer befriedigenden und attraktiven Ernährung genießen können.

Besonders sinnvoll ist es, Ihre Ernährung nach Beendigung der Turbo Fettkiller Diät Schritt für Schritt umzustellen. So fällt es Ihnen leichter und eventuelle Unverträglichkeiten oder umstellungsbedingte Begleiterscheinungen können ausgeschlossen werden.

Der Übergang nach Beendigung der Turbo Fettkiller Diät hin zu einer ausgewogenen Ernährung ist ein elementarer und wichtiger Faktor, der keinesfalls unterschätzt werden darf. Eine ausgewogene Ernahrung ist eine der wichtigsten Voraussetzungen, um auch in Zukunft nachhaltig das erreichte Traumgewicht zu halten sowie körperlich und geistig gesund und leistungsfähig zu bleiben.

Dank einer ausgewogenen Ernährung erhält Ihr Körper alle notwendigen Nährstoffe in ausreichender Menge, um die Körperfunktionen reibungslos ablaufen lassen zu können. Eine elementare Anforderung an Ihre Ernährung nach der Turbo Fettkiller Diät ist daher, dass Ihre künftige Nahrung die vom Körper benötigten Nährstoffe in ausreichender Menge erhält.

365 Tage auf Bewährung

Nach Ihrer Turbo Fettkiller Diät sollten Sie sich darüber bewusst werden, dass Ihr erreichtes Traumgewicht ein kostbares Gut ist, für dessen Erhalt Sie sich jeden Tag neu einsetzen müssen. Gerade nach einer hochwirksamen Gewichtsreduktion wie der Turbo Fettkiller Diät müssen Sie aufpassen, nicht nach der Diät wieder zuzunehmen. Bedroht wird Ihr Traumgewicht unter anderem vom berüchtigten Jojo-Effekt. Dieser Effekt lässt sich relativ einfach beschreiben: abnehmen - normal essen - zunehmen.

Die geläufigste Erklärung für diesen Teufelskreis: Der Körper lernt, mit weniger Essen auszukommen. Hört die Diät auf, versucht er, möglichst schnell wieder sein altes Format zu erreichen. Wer jetzt wieder in alte Essgewohnheiten zurückfällt, verzehrt automatisch mehr als nötig und wird oft dicker als zuvor. Soweit die allgemein verbreitete Erklärung.

Aus wissenschaftlicher Sicht erklärt man den Jojo-Effekt folgendermaßen: Die geringe Nahrungsmenge bleibt länger als üblich im Verdauungstrakt, so dass der Körper das Essen gründlicher auswerten kann. Auf den durch den Nahrungsentzug ausgelösten Stress reagiert der Körper mit einer vermehrten Ausschüttung des Hormons Noradrenalin. Dieses stimuliert die Bildung eines Enzyms namens Lipoprotein Lipase, das die Einlagerung von Fett in den Fettzellen fördert. Die Anzahl der Fettzellen bleibt aber konstant, sie schrumpfen nur während der Diät, können aber nicht weggehungert werden. Wegen der Hormonumstellung kommt nach einer Diät der Mechanismus der Fetteinlagerung besser den je in Schwung.

Wer während einer Diät keine grundlegende Ernährungsumstellung vornimmt, wird relativ schnell wieder zunehmen. Die Turbo Fettkiller Diät trägt dieser Problematik mit der ausgewogenen Ernährung Rechnung.

Im ersten Jahr, also den 365 Tagen nach der Turbo Fettkiller Diät, müssen Sie Ihre Ernährung weiter grundlegend umstellen. Nur so kann gewährleistet werden, dass eine durch die Turbo Fettkiller Diät erlangte Gewichtsreduktion auch nachhaltig ist und sich keine neuen Fettpolster bilden. Bei dieser Umstellung helfen Ihnen die Tipps und Tricks zum Schlankbleiben auf den folgenden Seiten.

Wie Sie schnell feststellen werden, sind Teile der Turbo Fettkiller Diät in diesen Tipps und Tricks enthalten. Für Sie bedeutet das, dass Sie einige Elemente der Turbo Fettkiller Diät auch nach dem Ende der Diät problemlos weiterführen können. So können Sie sicherstellen, dass Sie sich auch in vielen Jahren noch über Ihr Traumgewicht freuen können.

Tipps und Tricks zum »Schlankbleiben«

Die Zeit nach der Diät sollten Sie nutzen, um Ihre alten Essgewohnheiten zu überwinden und sich neue und zukunftsweisende Ernährungsgewohnheiten anzueignen.

Auf den folgenden Seiten finden Sie einige hervorragende Tipps und Tricks, mit denen Sie auch noch Jahre nach der Turbo Fettkiller Diät über Ihr Traumgewicht verfügen werden.

Viele der Tipps und Tricks werden Ihnen bekannt vorkommen – es handelt sich immer wieder um Elemente der Turbo Fettkiller Diät.

Vielseitig essen

Es gibt kein Tabu bei der Auswahl der Lebensmittel. Auf die Menge und Kombination kommt es an. Kosten Sie die Lebensmittelvielfalt aus!

Mehrmals am Tag Produkte aus Getreide

Getreideprodukte wie beispielsweise Brot, Reis, Nudeln, Getreideflocken oder Kartoffeln enthalten kaum Fett. Dafür sind sie reich an Vitaminen, Mineralstoffen, Spurenelementen und Ballaststoffen.

5x am Tag Obst und Gemüse

Das Beste was Sie für Ihre Gesundheit tun können sind frisches Obst und Gemüse.
Ideal sind Salate oder kurz Gegartes als Hauptmahlzeiten.

Täglich Milch und Milchprodukte

Milchprodukte enthalten wertvolle Nährstoffe. Wenn Sie es nicht übertreiben, handelt es sich um eine hervorragende Bereicherung Ihres Speiseplans.

Einmal pro Woche Fisch

Auch in Fisch sind lebensnotwendige Nährstoffe wie zum Beispiel Jod, Selen und Omega-3-Fettsäuren. Deshalb sollte mindestens einmal pro Woche Fisch auf Ihrem Speiseplan stehen.

Wenig Fett

Fettreiche Speisen schmecken zwar besser, aber zu viel Nahrungsfett macht zum einem dick und zum anderen fördert es langfristig die Entstehung von Herz-Kreislauf-Krankheiten und Krebs.
Nehmen Sie deshalb während Ihrer Diät nicht mehr als 50 und später nicht mehr als 60-70 Gramm Fett am Tag zu sich. Achten Sie auch auf unsichtbare Fette in Süßwaren, Milchprodukten und Gebäck!

Würzen mit Salz und Zucker in Maßen

Sie sollten Lebensmittel mit Zucker und Zuckerzusatz nur gelegentlich zu sich nehmen.

Verwenden Sie auf jeden Fall jodiertes Speisesalz und würzen Sie einfallsreich mit Kräutern und exotischen Gewürzen.

Ausreichend Flüssigkeit

Trinken Sie über den Tag verteilt rund 2,5 Liter kalorienarme Flüssigkeit, am besten Wasser.

Alkohol sollte nur selten und wenn, dann nur in geringen Mengen konsumiert werden.

Bei Frauen wäre eine solch »geringe Menge« 0,25 Liter Bier und 0,125 Liter Wein, bei Männern das Doppelte.

Schonende und schmackhafte Zubereitung

Damit die Zutaten ihren natürlichen Geschmack und die Nährstoffe behalten, sollten sie bei möglichst niedrigen Temperaturen mit wenig Fett und Wasser gegart werden.

Das Essen genießen

Lassen Sie Sich Zeit beim Essen. Bewusstes Essen macht Spaß und fördert das Sättigungsgefühl.

Beschäftigen Sie Ihre Muskeln

Wenn Muskeln regelmäßig gefordert werden, verbrennen sie besser Fett als untrainierte Muskeln. Sie helfen außerdem das Gewicht leichter zu halten. Je mehr Muskeln Sie haben, desto mehr Energie verbrauchen Sie, egal ob Sie gerade sportlich aktiv sind oder nicht.

Jede Bewegung hilft Ihnen

Auch wenig anspruchsvolle Bewegungen, zum Beispiel der Weg zum Briefkasten, verbrennen Fett. Nehmen Sie dann lieber mal die Treppe und lassen Sie den Aufzug links liegen. Täglich zwei Treppen steigen verbrennt bereits 300 Kcal. Also: Auf geht's!

Ablenkung bei Heißhunger

Eine Kanne Tee oder ein Telefonat mit der Freundin lenkt von Appetit-Attacken ab.
Essen Sie regelmäßig über den Tag verteilt drei bis fünf Mahlzeiten, dann sinkt der Blutzuckerspiegel nicht in den Keller und Sie bekommen keinen Heißhunger.

Verbieten hilft nicht

Wenn Sie Lust auf Schokolade haben, dann gönnen Sie sich ein kleines Stück, bevor sich Ihre Lust so aufstaut, dass Sie am Ende eine ganze Tafel verschlingen.

Betrachten Sie die das Stückchen als etwas Besonders, dass Sie sich zwischendurch mal erlauben dürfen.

Kein Frustessen

Falls Sie mal Kummer haben, rennen Sie nicht gleich zum nächsten Supermarkt, um sich mit Essen einzudecken. Gönnen Sie sich persönlich mal etwas, zum Beispiel eine neue CD, ein neues T-Shirt oder einen Kinobesuch.

Frühsport

Pushen Sie Ihren Stoffwechsel durch Frühsport. Da die Kohlenhydratspeicher morgens noch leer sind, geht der Körper an die Fettreserven.

Vitamin C lässt Fett schmelzen

Der Körper braucht Vitamin C, um das Hormon Noradrenalin zu bilden. Dieses ist dafür verantwortlich, dass den Fettzellen Fett entzogen wird.
Ideal ist bis zu einem Gramm pro Tag, das Sie in Form von gepressten Säften oder frischem Obst zu sich nehmen können.

Energieschub verbrennt Kalorien

Fettarme Snacks lösen im Rahmen der Thermogenese einen Energieschub aus, der Wärme produziert und Kalorien verbrennt.

Schön scharf

Scharfe Gewürze und Gemüse heizen Ihrem Stoffwechsel richtig ein.
Chili, Tabasco, Paprika und Knoblauch begünstigen die Verbrennung von Kalorien und Fett.

Bloß keinen Stress

Stress-Situationen setzten die Hormone Cortisol und Epinephrin im Körper frei und veranlassen den Körper vermehrt Fett einzulagern.

Kühler Kopf

Bei niedrigen Temperaturen erhöht der Körper den Stoffwechsel und die Wärmeproduktion. Wenn die Raumtemperatur nur um ein Grad gesenkt wird, verbraucht Ihr Stoffwechsel circa 50 Kilokalorien am Tag zusätzlich.

Über Nacht abnehmen?

Ja, schlafen Sie sich schlank! Die stärksten Fettverbrenner im Körper sind die nachtaktiven Wachstumshormone. Bereits eine Stunde nach dem Einschlafen wird das Hormon ausgeschüttet, welches die Fettpolster – vor allem in der Bauchregion - zum schmelzen bringt.

Öfter mal zappeln

Durch kleine Bewegungen, wie zum Beispiel Zehenwippen, Fingerschnippen oder Poanspannen werden bis zu 20 Prozent mehr Fett verbrennt.

Ohne Frühstück?

Nie ohne Frühstück das Haus verlassen, das ist ein Tabu! Wenn dem Körper das morgendliche Essen fehlt, schaltet der Körper gleich auf Sparflamme und die Fettverbrennung kommt nicht in Gang.

After-Sport-Verbrennung

Nachdem man sich beim Sport so richtig ausgepowert hat, sollte man nicht direkt danach etwas essen, sondern zwei Stunden warten, sonst funktioniert die After-Sport-Fettverbrennung nicht.

Nachwort

Am Ende des Buches muss ich Sie daran erinnern, was Ich Ihnen am Anfang gesagt habe: »Mit der Turbo Fettkiller Diät wird auch Ihr Traum von einem neuen, schlanken und gesunden Leben Wirklichkeit.«

Auf den vorhergehenden Seiten haben Sie erfahren, wie Sie Ihr Leben in die Hand nehmen können, wie Sie Ihr Gewicht nachhaltig reduzieren können und wie ein gesünderes und glücklicheres Leben auch für Sie Wirklichkeit werden kann. Nun liegt es bei Ihnen, diese Möglichkeit als Chance zu erkennen und zu nutzen. Wir alle wissen, dass »aller Anfang schwer« ist. Doch wenn Sie jetzt nicht anfangen, wann wollen Sie es dann tun?

Es gibt für Sie keine Alternative: Legen Sie los, fangen Sie an Ihre Ernährung und Ihrer Einstellung zur Ernährung gründlich zu ändern. Eine gesündere Ernährung, eine schlankere Figur könnte der Aufbruch in ein Leben von völlig neuer Qualität sein. Machen Sie sich bewusst: Es liegt ausschließlich an Ihnen, die gewonnenen Erkenntnisse in die Tat umzusetzen. Sie haben den Schlüssel zur Tür, die Ihnen den Weg zu einem neuen, vielleicht zu einem besseren Leben bereiten könnte. Legen Sie los, fangen Sie an! Wenn Sie jetzt zögern und den Beginn der Turbo Fettkiller Diät erst einmal aufschieben wollen, dann begehen Sie den ersten dramatischen Fehler. Ihnen sollte klar sein, dass Sie sofort und uneingeschränkt anfangen müssen, mit der Turbo Fettkiller Diät auf Ihr Traumgewicht hinzuarbeiten.

Gerade wenn Sie besonders übergewichtig sind, möchte ich Ihnen die zügige Umsetzung der Turbo Fettkiller Diät ans Herzen legen. Jeder Tag den Sie früher anfangen, ist ein Tag den Sie näher an Ihrem Traumgewicht sind.

Ich wünsche Ihnen jedenfalls von Herzen viel Erfolg und gutes Gelingen bei Ihrer Turbo Fettkiller Diät. Wenn Sie besonders spektakuläre Erfolge erzielt haben, würde ich mich über eine kurze E-Mail freuen. Auch modifizierte Anwendungen oder Verbesserungsvorschläge sind stets willkommen und haben sogar die Chance, in eine der nächsten Auflagen eingearbeitet zu werden.

Am Ende des Buches bleibt mir nur noch, Ihnen die Daumen für ein gutes Gelingen der Diät zu drücken.

Viel Erfolg und alles Gute!

Danksagung

Am Ende dieses Buches gilt mein Dank all denjenigen, die mich auf meinem Weg bisher begleitet, unterstützt und geprägt haben. Ohne viele Förderer, Gönner und Neider wäre ich heute sicher nicht in der Lage, ein derart erfülltes Leben genießen zu dürfen. Ohne meine Assistentinnen Judy Heart und Jenna Twain wäre das Buch in seiner vorliegenden Form nicht entstanden. Ihnen gebührt mein aufrichtiger Dank.

Besonderer Dank gilt natürlich meiner Familie. Ohne ihre Liebe wäre alles nichts.

Über den Autor

Richard Franklin Turner wurde 1961 in Philadelphia, New Jersey in den Vereinigten Staaten geboren. Er studierte in Boston, Massachusetts.

Nach diversen Auslandsstationen lebt er seit 1992 in Oceanside, Long Island (New York).

Turner zählt zu den etabliertesten Ernährungswissenschaftlern der Vereinigten Staaten. Dank zwei Ernährungspraxen in New York und Los Angeles prägt Turner die Essgewohnheiten von VIPs aus Showbiz, Wirtschaft und Politik an der Ost- und Westküste der USA. Seinen Durchbruch erzielte er Anfang der 90er Jahre, als er für die Mitarbeiter einer renommierten New Yorker Investmentgesellschaft ein Ernährungs- und Gesundheitskonzept entwickelte. Das von ihm entwickelte Programm wurde zu einem derart sichtbaren Erfolg, das sich schon nach wenigen Wochen Kunden und Geschäftspartner der Investmentgesellschaft nach der offensichtlichen »Wunderdiät« erkundigten und ebenfalls unter Leitung von Turner ihr Gewicht reduzieren wollten. Turner entwickelte in den folgenden Jahren eine Vielzahl von Ernährungsprogrammen. Als Ernährungsconsultant ist er nicht nur gern gesehener Gast in Talkshows, auch als Referent auf internationalen Kongressen teilt er sein fundiertes Wissen einer stetig wachsenden Fangemeinde mit. Neben seiner täglichen Arbeit bleibt dem Vater von fünf Kindern wenig Freizeit, zumal er gegenwärtig die Entwicklung eines Ernährungsprogramms für extreme Situationen vorantreibt. Dieses hochspezialisierte Ernährungsprogramm soll beispielsweise in einigen Jahren von der amerikanischen Weltraumbehörde NASA für die erste bemannte Mission zum Mars eingesetzt werden.

Anhang

Um Ihnen einen Überblick über die Energiewerte einiger Lebensmittel zu geben, finden Sie hier eine Kalorientabelle:

Lebensmittel • Gramm Fett in 100 g • kcal in 100 g

Fleisch

Lebensmittel	Gramm Fett in 100 g	kcal in 100 g
Schweinefleisch	37	275
Rindfleisch	18	240
Kalbfleisch	3	95
Hähnchen	4	110
Ente	14	195
Gans	20	230

Wurst

Lebensmittel	Gramm Fett in 100 g	kcal in 100 g
Schinken	19	250
Bratwurst	35	370
Blutwurst	44	460
Leberwurst	40	440
Mettwurst	51	530
Salami	47	520
Speck	80	770

Lebensmittel • Gramm Fett in 100 g • kcal in 100 g

Fisch

Aal	18	210
Hering	10	155
Matjeshering	23	258
Ölsardinen	14	240
Thunfisch in Öl	21	300

Milchprodukte und Käse

Vollmilch (3,5%)	3-4	70
Crème fraiche	40	380
Schlagsahne (30 % Fett)	30	300
Camembert, 45 % Fett	21	300
Doppelrahmfrischkäse	31	355
Parmesankäse	25	375

Nüsse

Maronen	2	196
Kokosnuss	37	360
Erdnuss	48	580
Pistazien	52	600
Mandeln	54	600
Haselnuss	62	650
Walnuss	63	670
Paranuss	67	670

Lebensmittel • Gramm Fett in 100 g • kcal in 100 g

Süßigkeiten

Zucker	0	400
Konfitüre	0	270
Nougat	25	500
Marzipan	25	500
Schokokuss	11	410
Nuss-Nougat-Creme	30	530
Milchschokolade	32	550
Butterkekse	10-12	430
Sahnetorte	30-35	500

Lebensmittel • kcal in einem Glas (0,25l) • kcal in 100 g

Getränke

Limonade	75-125	30-50
Cola	110	45
Himbeersirup	160	260
Weißbier	115	45
Pils	115	45
Bockbier	150-180	60-70
Sekt	280	110
Wein (lieblich)	280	80

Ihr persönliches Ernährungstagebuch

Tag 1: Verzehrte Nahrungsmittel	Grund

Tag 2: Verzehrte Nahrungsmittel	Grund

Tag 3: Verzehrte Nahrungsmittel	Grund

Tag 4: Verzehrte Nahrungsmittel	Grund

Tag 5: Verzehrte Nahrungsmittel	Grund

Tag 6: Verzehrte Nahrungsmittel	Grund

Tag 7: Verzehrte Nahrungsmittel	Grund

Sie erreichen den Autor persönlich unter:

fettkiller@aol.com